Nursing Today
ブックレット・23

看護をめぐる「業務」と「ケア」

◉目次

はじめに　井部俊子・宇都宮明美・梅田恵——3
なぜ看護師は「業務が忙しくてケアができない」と言うのか——6
「業務」と「ケア」の分析——14
彼らが「ケア」の実感を得るにはどうすればよいか——25
新型リアリティショック対処法の提案——29
巻末資料　アンケート調査結果——45

はじめに

井部俊子・宇都宮明美・梅田恵

いべ・としこ◉株式会社井部看護管理研究所
うつのみや・あけみ◉関西医科大学看護学部・看護学研究科治療看護分野クリティカルケア看護学領域
うめだ・めぐみ◉ファミリー・ホスピス株式会社

もうだいぶ前からだと思うのですが、若い看護師たちが、「わたしたちは『業務』はしているが『ケア』をしていない」と口にするのを耳にします。一方、一昔前までの看護師たちは、「わたしたちは、『診療の補助』という業務に追われていて『療養上の世話』はできていない」とぼやいていたように思います。

若い看護師たちが口にする現代版の「業務」とは、「診療の補助」のみを指しているのではなく、「療養上の世話」も「業務」として包含しているようです。つまり、看護師は「看護」ではなく、「業務」をこなすことが仕事になっているというのです。場所や組織によって、「ケアをしていない」と言ったり「看護をしていない」と言ったりするようですが、ここではこの二つは同義語と考えてよいように思います。

『業務』はしているが『ケア』をしていない」というセリフは、どうも「自虐的」に聞こえます。自虐的とは、自分で自分のことを苦しめるさま、自らを責めさいなむことと説明されます。「『業務』はしているが『ケア』をしていない」と認識している若い看護師は、決して仕事に満足感を得ているわけではなく、何とかせねばならないともがいているようにも思います。

日本看護協会は、看護の概念的定義を次のように示しています[1]。

「看護とは、あらゆる年代の個人、家族、集団、地域社会を対象とし、狭義には、保健師助産師看護師法に定められるところに則り、免許交付を受けた看護職による、保健・医療・福祉のさまざまな場で行われる実践をいう。いわば、『医療』と『生活』の視点を持ち、人々の誕生から最期までその人らしく尊厳を持って生きることができるよう働きかける行為である」

「『看護ケア』とは、主に看護職の行為を本質的に捉えようとするときに用いられる、看護の専門的サービスのエッセンスあるいは看護業務や看護実践の中核部分を表すものをいう。『看護ケア』と『ケア』は同義語のように用いられる場合もあるが『看護ケア』は個人、家族、集団、地域社会を対象に、健康の回復・維持・増進を目指して看護職が直接働きかけることを示すのに対し、『ケア』は、さまざまな人によって行われる世話、配慮、介護、子育てなどを含めていう」

「『業務』はしているが『ケア』をしていない」と考える「若い」看護師たちに何が起こっているのでしょうか。その要因は何か、どうしたら「業務」を「ケア」に転換できるのかについて、筆者三人で座談会を開き、考察しました。さらに、簡単なアンケート調査を実施し情報収集を行った（n=153）

ほか、複数の看護管理者へのインタビューを行いました。これらの結果を統合して、看護をめぐる「業務」と「ケア」の冷めた関係を検討してみました。「業務」と「ケア」が有機的に結びつき、看護師たちの実践が豊かに変化していくことを願うばかりです。

ちなみに本書における「若い看護師」とは、新卒一年以内の看護師を指しており、経験を積むと、『業務』はしているが『ケア』をしていない」という束縛から解放されるという説が有力です。また、こうした若い看護師たちの認識は、「『業務』をこなすだけで『ケア』になっていない」という看護管理者の「評価」によって強化されているのではないかという指摘もあります。あなたはどう思いますか。

引用文献

1 公益社団法人日本看護協会：改訂版 看護にかかわる主要な用語の解説．https://www.nurse.or.jp/nursing/assets/yougokaisetu_202311.pdf（二〇二四年一〇月一五日閲覧）

なぜ看護師は「業務が忙しくてケアができない」と言うのか

看護師が言う「『業務』が忙しくて『ケア』ができない」の「業務」とは何か

ある急性期病院の看護管理者はこう話します。

「スタッフと面談すると、『業務』が忙しくて『看護』ができないという人がいます。しなければならないとされる行為が『看護する』ということに結びついていないのです。それらが『業務』となっているようなのです」

「(電子カルテから印刷できるチェックリストについて) 私自身は、看護を提供するときに忘れてはならないこと、決まっていることがチェックリストに挙げられているという認識でいるので、その項目通りに実践していくことも看護であり、ケアの提供だと思っているのですが、(若いスタッフは) そこがうまくつながっていないようです」

「若いスタッフが退職する際に、その理由を尋ねると、「『業務』が忙しくて『ケア』ができないから、もうちょっとゆったりとした病院で働きたい」と言う人が多いのです。ゆったりしたからといって、本当に（自身の納得する）ケアができるようになるのかというと、私は疑問に思っています。本人には言えませんけど……」

それでは、急性期病院の臨床において、「しなければならない」とされる行為にはどのようなことがあるのか、探ってみましょう。

1　医師の指示とルーティンワーク

例えば、バイタルサインについて医師から「この患者は落ち着いているから一日一検でいい」という指示が指示簿に出るとします。そうすると、午前中に検温に行ったときの患者の様子やしぐさ、表情、雰囲気が少し気になったとしても、「午後にもう一度血圧を測ってみよう」という発想には至らない。なぜ午後にもう一度バイタルサインを取らなかったのかを問うと、「医師の指示が一日一検だったから」と答えます。

病棟のルールで、毎日午前中に清拭を行うと決めているので、患者の状況や状態に関係なく、ルーティンワークとしてルール通りに清拭を行う。昼休憩でスタッフが交代するときに、「あと何が残っている？」と聞かれ、清拭がまだだと答えると、「えっ、清拭やってないの」と言われる。ここでは清拭が「業務」となっています。

朝、病室をラウンドし、ごみを片づけたりベッド周りを整えたりする環境整備。患者の枕元に置いてあるものに対し、患者がなぜその場所に置いているのかを考えることなく、オーバーベッドのテーブルに戻してしまう。環境整備が「業務」となっているからです。

2　情報収集から情報入力へ

高齢者が入院してくると、せん妄のチェックリストに沿ってチェックを行う必要があります。その他にも、診療報酬を請求する証拠とするために記入や説明をしなければならない帳票類が何種類もあります。入院患者の担当になると、帳票項目の情報収集に費やしていた時間から、さらにその帳票の情報を入力する時間が割かれます。これも「業務」となり得ます。

3　プロトコルやマニュアルに忠実に従う

プロトコルやマニュアルがあると、それをそのままAさんにもBさんにもCさんにも何の工夫もなく適用してしまうことが起こりやすくなります。

例えば、急性期病棟では早期の離床がプロトコルに挙げられますが、AさんからZさんまで同一のプロトコル通りにいかないのが一般的です。プロトコル通りに無理に歩かせて、数十メートル歩くと体調が悪くなってしまう。このように、看護師が離床という「業務」を強硬に遂行しようとすると問題が起きることがあります。

離床は患者に身体的に負荷がかかり危険を伴う行為で、それに付き添い、安全に実施させるのが看護師の役割です。それを「業務」として画一的に行ってしまうと、個別性を尊重するという看護の原則から逸脱します。

さらに、「個別性の尊重」は、「業務」と「ケア」を分断するキーワードのように思います。「業務」を行うとき、看護師は対象を全人的存在としてとらえず、どのような対象に対しても同じように実践しているのかもしれません。その対象の背景やステージ、気分を知らなくても点滴したり、清拭したりしているときに「業務」となってしまうように思います。プロトコルやマニュアルに併記されることの多いチェックリストが、「業務」として実施することを加速させているのかもしれません。

4 （究極の）ワークシート

プロトコルやマニュアル、さらにチェックリストなどを統合して提示される様式に「ワークシート」があります（表1）。

標準看護計画がセット化されて、疾患や手術別に看護計画がすでに示されていると、出勤した看護師はその中から選択してチェックボックスに記入します。往々にして、この患者はどのような問題があるのかに目を向けないことが多いようです。それよりも、自分の受け持つ患者の「今日のやるべきリスト（Ｔｏ ｄｏリスト）」が重要視されます。今日のやるべきリスト（ワークシート）を印刷して手元に準備し、やるべきことを順に実行して、勤務を終えます。

表 1　急性期病院で使用されるワークシートの一例

20XX 年 XX 月 XX 日

病室番号／患者名	9:00 ～ 12:00		12:00 ～ 15:00		15:00 ～ 18:00		18:00 ～ 21:00		21:00 ～ 0:00		当日検査・手術／当日他科受診	患者メモ／日別メモ
A〇〇〇 〇山〇男 □コスト □必要度	10:00 10:00 10:00 10:00 10:00 10:00 10:00 10:00 10:00 10:00 10:00 10:00 10:00 10:00	陰部清拭 洗面 歩行訓練 心臓リハビリテーション ベッド周囲 体重測定 尿量チェック 尿測中 9:59 締で経過表入力 皮膚ケア 褥瘡好発部位観察 疾患・症状に対する指導 労作に伴う呼吸症状確認し テンプレートに記載 血管造影検査・治療オリエ ンテーション 同意書確認・申し送り用紙 準備・足背 PL マーキング 退院後の生活に対する指導 心不全フローで患者指導実 施情報シートに日付入力 交換時管理 末梢静脈ルート 末梢静脈ルートは入れ替え もしくはライン交換 廃液 ハルンバッグ 転倒転落アセスメントスコ ア再評価 ・転入時 ・術後など状態変化時 内服管理スクリーニング再 評価 ・入院翌日 ・内服を開始した翌日 指示：バイタルサイン	12:00 14:00 14:00 14:00 12:00 12:00	内服確認 1 日配薬 スケジュール情 報の提供 食止め・中間食 確認 挿入時管理 末梢静脈ルート 採血時 V ライン 挿入しロック・ 穿刺部位と反対 側に確保 留置時管理 末梢静脈ルート 尿道留置カテー テル Hr 固定テープ毎 日日勤で貼り替 え 水分摂取量記入 1,500mL/ 日 入院処置	15:00 15:00	治療に関係す る情報提供 健康教室への 参加を促し 15時半から〇 〇ラウンジへ 検査前中止薬 の確認 糖尿病薬・イ ンスリン注射 確認、中止薬 説明	18:00	内服確認 1 日配薬	21:00 22:00 22:00 22:00 22:00 22:00	内服確認 1 日配薬 尿量チェック 尿測中 21:59 締で経過表入 力 留置時管理 末梢静脈ルー ト 尿道留置カテ ーテル Hr 固定テープ 毎日日勤で貼 り替え 水分摂取量記 入 1,500mL/ 日 褥瘡好発部位 観察 指示：バイタ ルサイン	未定 検体検査 未定 ポータブル	XX 月 XX 日 心カテのた め妻来院

電子カルテシステムが発達した昨今では、行動計画そのものが当該看護師の一日の（もしくは勤務時間帯の）仕事内容になっているため、パソコン内の項目を完遂することが「業務」になるのです。

「業務」が増幅される社会的要因

株式会社日本看護協会出版会のメールインフォメーション登録者を対象に実施したアンケート調査（二〇二四年四〜五月、n=153）の結果を参照して、「『業務』が忙しくて『ケア』ができない」と感じる要因をみてみましょう（巻末資料参照）。回答者の六二・七％が「業務が忙しくてケアができないと感じたことがある」と回答しています（Q４）。ただし、回答者の四九・七％が経験年数が三〇年以上であり、三〇・一％が二〇〜二九年、一一・八％が一〇〜一九年であり、一〜三年は三・九％でした（Q３）。

「『業務』が忙しくて『ケア』ができない」と感じた要因としてあらかじめ提示した選択肢の中から、上位三つを選択してもらいました（Q５）。回答の多い順に示します。

① 日々の看護記録に時間がかかるため（n=59）
② 診療報酬に関する帳票類の作成に時間がかかるため（n=38）
③ 以前よりも入院期間が短くなり、患者と接する時間も短くなったため（n=32）

④　ベッドサイドで行うべきタスクが多いため（n=27）

⑤　病棟の方針やルールに従う必要があるため（例：○時までに××を行う、○曜日に××を行う、など）（n=26）

⑥　「なるべく残業をしないように」という制約（上司の指示など）があるため（n=26）

⑦　電子カルテに入力するための情報収集に時間がかかるため（n=19）

⑧　電子カルテから出力するワークシート（チェックリスト）通りに作業を行うため（n=10）

⑨　医師の指示に従って行動しているため（n=8）

これらの回答をじっくり眺めると、現実の臨床場面は次のように構造化できます。

急性期の医療現場では、入院期間が以前より短縮され、多くの「しなければならない」とされる行為が増える一方です。常に時間が切迫している中で、看護記録や帳票類の作成、病棟の方針やルールを守ること、医師の指示などを実行しなければなりません。つまり、これらが「業務」と総称されます。

電子カルテは、「業務」を整理して看護師に提示するための重要な役割を担っています。しかし、電子カルテに効率的に作動してもらうためには、看護師の関与は欠かすことはできません。看護師は、必要な情報を収集し、電子カルテシステムにそれらを入力します。それによってシステムが、「業務」としてのリストに変換してワークシート（もしくはチェックリスト）を作成してくれます。昨今の働き方改革とも相まって、多くの「しなければならない」ことを残業せずに完遂し、その日の勤務を終えなければならないという心理的なプレッシャーもあります。このような状況では、「『業務』はしているが『ケア』をしていない」という帰結は至極当然のように考えられます。

それではなぜ、われわれはこの言説に納得することができず、もがくのでしょうか。

「業務」と「ケア」の分析

「業務」と「ケア」はどう違うのか

「業務」を辞書で調べてみました。「業務」とは、「事業・商売などに関して、日常継続して行う仕事。なすべきわざ。仕事」という説明です[1]。

では、あらためて「ケア」を引いてみると、ケアは「介護。世話」とされ[1]、あっさりしています。専門書である『ケアリング・デモクラシー　市場、平等、正義』では、ケアのプロセスにおける五段階を次のように特定しています（傍点は省略）[2]。

1．関心を向けること（Caring about）―このケアの第一局面では、誰か、またはある集団が、満たされていないケアニーズに気づく。

2. 配慮すること（Caring for）―ニーズが特定されれば、誰か、またはある集団が、そのニーズが満たされるための責任を負わなければならない。

3. ケアを与えること（Care-giving）―ケアの第三局面では、ケアを与える実際の労働が行われる必要がある。

4. ケアを受け取ること（Care-receiving）―ケアワークが行われれば、ケアされたひと、モノ、集団、動物、植物、環境からの応答があるだろう。その応答を考察し、それについて判断すること（例えば、与えたケアは十分だったか、成功したか、完了したかなど）が、ケアの第四局面である。その応答をするのはケアの受け手であるかもしれない一方、必ずしもそうでないこともある。ケアの受け手は時々、応答することができない。どのような個別のケア環境であっても、他者が、ケア行為の効果を評価する立場にいる可能性もある。そして、以前のケアニーズが満たされると、新しいニーズが間違いなく生まれるだろう。

5. 共にケアすること（Caring with）―このようなケアの最終局面には、ケアニーズおよびそれが満たされる方法が、すべての者にとっての正義、平等、自由に対する民主的なコミットメントと一致している必要がある。

「業務」も「ケア」も、看護師の「仕事」であることは共通しています。「業務」は、「しなければならない」とあらかじめ（誰かによって）決められた行為を、できるだけ決められたとおりに行う看護師主導の行為と考えられます。前述したように、「ケア」は、まず相手に「関心を向け」、「満たされていないケアニーズに気づく」ことから始まります。看護師の「仕事」は「ケア」が中心であり、そうありたい、そうあるべきであると看護基礎教育では教えられますが、実際の職場での「仕事」には、「しなければならない」とされる多くの「業務」が含まれることも事実です。

こうなると、「業務」と「ケア」の比率が問題となるでしょう。『業務』はしているが『ケア』をしていない」という嘆きは、「ケア」の割合がゼロに近いことを物語っています。しかも、これではよくないと、その看護師は感じています。

「『業務』はしているが『ケア』をしていない」と敏感に感じるのは比較的若く、経験年数が少ない看護師に多いようです。彼らは、看護基礎教育において看護学を学び、卒業して間もない状況にあります。臨地実習では、一般的に一人の患者を受け持ち、アセスメント、問題の明確化、計画の立案、実施、評価といった看護過程を学びます。

しかし、卒業して就職し、職業人となると、受け持ち患者は一人ではありません。看護過程にじっくり取り組む時間的な余裕はありません。すでにクリティカルパスがあり、ワークシートにその日の「しなければならない」仕事が示され、時間が切迫する中で多重課題をこなしていかなければなりません。

こうした現実に放り込まれた彼らは、心理的安定を保つために、ひとまず「『業務』はしているが『ケア』をしていない」と思うことによって、自身を納得させているのかもしれません。あすなろのように、いつか「『業務』ではなく『ケア』をしている」と言えるようになるために。

どんなときに「よいケアができた」という実感を持つのか

前述のアンケート調査（二〇二四年、n=153）では、「あなたがよいケアができたと感じるのはどんな場面ですか」と問うています（Q9）。一五三件の自由記述がありました。

一五三件の自由記述を分類すると、暫定的に一三項目に分けられました。抜粋して示します。

最も多かった場面として挙げられたのは、「患者からの感謝・笑顔」です（五一件、カッコ内の数字は回答受付順を示す）。

- 患者や家族から感謝の言葉をもらったとき。患者の身体や身の回りがきれいであるとき（9）
- 患者が笑顔で感謝の意を表出して退院していったとき（32）
- 患者が「今日はよかった」と話してくれたり、安堵の表情を浮かべたりしているとき（43）
- 利用者や家族が求めていたことと（ケアが）合致してとても喜んでもらえたとき（88）
- 「今日の担当はあなたでよかった」と患者から言われたとき。患者がお亡くなりになった際、家族から「親族の最期（に寄り添ってくれたの）があなたでよかった」と言っていただいたとき。救命センターで救命は困難と思った患者が一命を取り留め転院していったとき（104）

・患者の機能が回復し、患者・家族の目標に近づくことができて感謝されたとき（116）

次に多い場面は、「意思決定支援・ニーズの充足」です（二七件）。

・患者の意向に沿った看護ケアが実施でき、患者からよい反応が得られたとき（14）
・患者や家族の意向や反応を聞いたり感じたりして、ケアに反映できたとき（15）
・患者の個別ニーズに対応できるよう多職種連携が取れたとき（17）
・患者が安心した表情になったり、頼りにされているという感覚を感じたりしたとき。何か意思決定をするときに相談されたり、意見を聞きたいと言われたりしたとき（53）
・患者家族の意思決定を診療に反映できるよう多職種と調整し、実現できたとき。患者の状態変化の兆候を見逃さず、急変の回避ができたとき（94）
・なかなか思いを表出できなかった患者が、ぽつぽつと思いを打ち明けてくれて、患者の大切にしたい事柄（中略）を知り、治療方針に反映できたとき。手術前後の回復を患者自身が実感して、その後の生活への活力に満ちあふれたよい表情を見ることができたとき（150）

「迅速で適切な対応」の記述は一三件でした。

・患者の訴えに即時に対応することができ、しっかりと対話を重ねたうえで必要なケアと判断して実施できたとき（19）
・患者の望む医療や看護をチームみんなで合意を得て進めることができたとき。看護師の細やかな観察やアセスメントで、患者の病状悪化を防ぐことができたとき（77）
・利用者のフィジカルアセスメントをして、その状態に合わせたケアを手順書に従って行いつつ、応用したり判断したりした上でケアができたときに、利用者やその家族から心のこもった言葉をいただけた場合（97）
・手術後に酸素マスクで口の乾燥がつらいときに、濡れガーゼで口内を保湿した。緊急度は高くないが、そのときの安静度や状態に合わせて、患者さんの苦痛を軽減できた（149）

「患者の回復」に言及した記述は一三件でした。

・「自分で何とかやっています」とすっかり自己管理能力がある状態で再会したとき。（中略）元気を補給してもらえる心境です（24）
・患者がよくなっていく過程を見たとき。また、家族が看取りの時間を過ごせたとき（25）
・患者が目標としていた状態になったことを共有できたとき（41）
・患者の回復が早まり、希望に沿った生き方ができたと感じたとき（48）

・口腔から全身ケアまで毎日、一人ひとりに向き合え、褥瘡や全身状態が改善されたとき(59)
・患者の状態がよくなり、心理面でもよい傾向がみられたとき(115)

「患者の安楽・満足」に焦点化した記述は一〇件ありました。

・患者の苦痛が緩和でき、家族との時間が安楽に過ごせているとき(21)
・「入院中は皆さん忙しそうで気にかけてもらえなかった」と、(退院後の)清潔ケアの際に患者に言われたとき(136)
・ケアによって、患者の表情や言動に変化が出たとき(138)
・患者の快刺激となるケア、安寧な会話の時間が取れたとき(142)
・患者が抱える疑問や不安感を医療従事者に伝え、そのような疑問や不安感が払拭され、安心感を得て帰途に就くことができたとき(143)

「傾聴・コミュニケーション」は八件でした。

・患者に清拭などの直接的なケアを行いながら、思いを聴くことができる時間が取れたとき(29)
・患者の訴えを傾聴し、職員満足ではなく、患者目線でケアができたとき(55)

・患者や家族ときちんと向き合えたとき（106）
・認知症患者や家族への説明、コミュニケーションによって、診療や検査がスムーズに行え、安心してもらったとき（118）

「管理・組織・教育」に関連した内容は七件です。

・どの看護師も、患者の介護度に合わせて同じように必要なケアができているとき（37）
・スタッフがうれしそうにケアの話をしたとき（69）
・対象の成功体験につながられ、学生自身の笑顔が見られたとき。学習姿勢に変容があったとき（98）
・指導した後に理解を得た返答があり、実際に行動として見えたとき（135）

「患者との距離・共感」に関することが六件ありました。

・患者の思いを聴いている際に、患者が涙を流されたとき。「最期に話せてよかった、すっきりした」と話してくださったとき（36—1）
・体位ドレナージなど肺ケアを行ったあとに呼吸状態が改善したとき（36—2）

・受け持ちの患者が亡くなったとき、亡くなった場面に立ち合い、患者の家族から、「やはり最期も〇〇さんでしたね」と自分の名前を言ってもらえたとき（36―3）

・個別性を重視し、その人らしい看護提供ができたとき（38）

・感情を揺さぶられたとき（92）

・患者のニーズを満たすため、患者と看護師が一体だと感じた場面（101）

「時間的なゆとり」に言及した回答は五件でした。

・時間と自分の気持ちに余裕がある中で患者や家族と接するときや、普段できないケアができたとき（2）

・ゆっくり対応できたとき（13）

・一人ひとりに寄り添った看護。患者の思いをゆっくり聴けるとき（33）

・自身に時間の余裕があるとき（120）

・患者や家族とじっくり時間を取りゆっくり話せたり、決まっている業務（ケア）の他に、プラスアルファのケアができたりしたとき（152）

その他、フットケアを実践して患者に喜ばれた、長く洗髪されていなかった患者の洗髪ができた、清拭だけではなく洗髪や足浴・手浴などが実施できたときなど、「直接ケア」に関する回答が四件、患者が治療の目標を持てた、不安が解消して前向きになったなど、「モチベーション」に関連した回答が四件でした。

多くの看護師が「よいケアをした」という経験を持っているにもかかわらず、若い看護師が「ケアをしている」という認識を持てないのは、なぜ問題なのか

看護基礎教育では、看護とは何か、どのように実践するのかなどについて、講義、演習、実習をとおして学習します。実習では、一人の受け持ち患者に対して十分なアセスメントを行い、看護計画を立て、患者との丹念な会話を行い、ケアを提供し、実践したケアの評価を行います。つまり、患者に関心を向ける、配慮する、ケアを与える、ケアを受け取る、共にケアするという前述した五つのプロセスを実践することが患者に寄り添うことであると体感します。

しかしながら、看護基礎教育を終えて臨床看護師となった途端に状況は一変します。看護基礎教育の実習で体験したような一人の患者にじっくりとかかわる状況は、臨床にはなかなかありません。毎日のように「しなければならない」業務に襲いかかられ、払いのけることすらできない日々が続きます。看護とは何か、ケアとは何かを思い起こしても所詮、どうしようもありません。まず、「しなければならない」ことをしなければならないのです。「業務」です。

このような毎日が長く続くと、看護師とは何を使命とする職業なのかがわからなくなります。そのような混乱状態でいると気持ちがすさんでしまい、「こんなはずではなかった」とアイデンティティーがゆらぎます。こうなるとケアのプロセスの第一段階である、患者に「関心を向けること」ができなくなるでしょう。患者に関心を向けることができなくなると、ケアのプロセスは進まず、停滞します。看護師である自分にしか関心が向けられなくなり、「業務」にまい進する結果になり、患者との距離が生じ、寄り添う看護から遠ざかってしまいます。ケアをしたいと思う気持ちを置き去りにしなくてはならなくなり、その結果、患者が置き去りにされてしまうのです。

引用文献

1　新村出編：広辞苑　第七版、岩波書店、二〇一八.

2　ジョアン・C・トロント著、岡野八代監訳：ケアリング・デモクラシー　市場、平等、正義、二八～二九頁、勁草書房、二〇二四.

彼らが「ケア」の実感を得るにはどうすればよいか

新卒看護師が「しなければならない」業務のわなにかかっている状況から脱出するための「作戦」をいくつか考えてみました。

作戦1　「『業務』ができることが『ケア』のスタート」として割り切り「業務」を効率よくこなし、残業しない

就職して半年はこの「作戦」で行くと決めることができます。ただし、自分がしなければならない「業務」の内容と理由は予習して精通しておくとよいでしょう。残業はせずに体力と知力を温存できます。

「業務」には患者の安全やケアの質の保証が含まれていることを理解し、患者に対して必要最低限のケアを保証することが「業務」であると理解を深めることが大切です。こうすることで自虐的なもやもやは低減することができます。

作戦2　「業務」の一部を「ケア」に転換する

「業務」を行うときに、その「業務」を行う「相手」に少し関心を向けることです。例えば患者のADLをチェックする際に、「この人は普段どんな生活をしているのだろうか」と考えてみる、という具合にです。記録様式のチェック項目がたくさんあり、一つひとつ手を止めていると時間がかかるので、相手を観察して「うむ」と思った点から取りかかってみましょう。

作戦3　「業務」を説明し、会話する

しなければならない「業務」を、まず、相手に説明してみましょう。「私はこれからあなたに○○○をいたします。これはこういう理由です」と伝えるだけで「ケア」になります。「質問項目がたくさんあるので、私も戸惑っていますが、協力をお願いします」などと「会話」をしてみましょう。そうすると、「あなたも大変だね」などと話が弾みそうです。

作戦4　「業務」よりも、時間をかけてていねいな「ケア」を行い、残業をいとわない

この「作戦」を選択すると、新卒者としては厳しい試練が待っています。残業が多いと上司に指摘されます。そして何より疲れます。したがって、早晩、現実と理想の妥協点を見つけなければならなくなるでしょう。「ケア」と「業務」を統合する同僚や先輩とのリフレクションを行って、自身の「業務」、「ケア」を語る知力を発揮する場面が必要です。

川名典子さんは「患者に寄り添うために」と、次のようなアドバイスをしています[1]。

「病を持つ人に寄り添うためには、看護師の人としての誠実な会話を通したかかわりが必要です。そのためには看護師が自分の気持ちや考えを自覚していることが大前提で、次にそれをどう言葉にするかというのが技術になるのです。個々の看護師の思考や感情や意思を顧慮しない定型的なマニュアルのような会話や受動性だけでは、患者さんに寄り添うことはできないのです」

一方、看護管理者にとっても、果たすべき役割があります。

1　システムの見直し

新卒者が何に苦労しているか、どんなことが「『業務』はしているが『ケア』をしていない」と言わせているのかを丹念に観察し、意見を聞きましょう。その上で、現状のシステムの見直しに着手するとよいと思います。重複する項目が並んでいる帳票類の集約、電子カルテの効率化、さらにこれらの改良のためにＡＩを活用することも積極的に提言していくとよいでしょう。

2　「業務」を「ケア」に翻訳すること

看護師経験が積み重なっていくと、「業務」の中に「ケア」があり、「ケア」の中に「業務」があることが、からだでわかっていく時期がやってきます。ですから、看護管理者は新卒者に対して、ためらうことなく、「業務」が「ケア」につながっていることを通訳してあげるとよいと思います。朝の申し送りやカンファレンスのとき、病棟のミーティングのときなどが絶好の機会です。最も効果的なタイミングはOJT (on the job training) ですので、ある業務を始めようとしている新卒者や、ひとしごとを終えた新卒者に声をかけて「この『業務』はこういう意味があるのよ」「この『業務』にはこのような価値があるの」などと伝えましょう。

「思考発話」という用語が近年話題になっていますが、これは本人が思考していることを他者に声を出して発話することを指しています。看護管理者は、「思考発話」をしない（あるいはできない）先輩看護師に代わって、思考を翻訳してあげてください。

加えて、「患者の様子に気がかりがあったけれど、別の『業務』を優先し立ち止まれなかった」場合もあるのではないかと思います。その場合、気がかりを伝えられる環境づくりや、先輩看護師や看護管理者と気がかりについて語り合うコミュニケーションを実践することを心がけてみてください。「業務」優先にしてしまっているのは何よりも、看護管理者がつくる組織風土ではないでしょうか。組織風土を自ら認識するためにも、看護管理者のラウンドと対話が欠かせません。

引用文献

1　川名典子：看護の力、会話の力　寄り添うコミュニケーションの考え方と実践、三〇頁、南江堂、二〇二三．

新型リアリティショック対処法の提案

これまで、「わたしたちは『業務』はしているが『ケア』をしていない」という若い看護師たちの言説について検討してきました。

まず、なぜ若い看護師は『業務』が忙しくてケアができない」と言うのかを探りました。ここでは、彼らの言う「業務」を特定し、「業務」が増幅される社会的要因を探りました。次に、看護師が「『業務』が忙しくて『ケア』ができない」と言うときの「業務」と「ケア」について分析しました。そして、どんなときに「よいケアができた」という実感を持つのかを探りました。さらに、多くの看護師が「よいケアをした」という経験を持っているにもかかわらず、若い看護師が「ケアをしている」という認識が持てないのはなぜ問題なのかを考察しました。さらに、こうした現象への対処方法について検討しました。

一連の流れを総括して、浮かび上がってきたアイデアがあります。若い看護師が口にする「『業務』はしているが『ケア』をしていない」という認識は、新型の「リアリティショック対処法」ではないかということです。

『看護管理用語集　第2版』によると、「リアリティショック」とは「予期していないし、望んでもいないうえに、心底耐えきれないと感じるような人間の社会的、肉体的、情緒的な全体的な反応」であり、「『期待や理想』と『現実』とのギャップによって引き起こされるリアリティショックは、特に学生から社会人への移行過程においてみられる」と説明されます[1]。

「『業務』をしているが『ケア』をしていない」という認識は、たしかに、学生から社会人への移行過程に認識されるもので、新卒一年以内の看護師たちの口ぐせのようです。そこには「期待や理想」と「現実」のギャップがありますが、しかしながら現代の新卒者は、「現実」に打ち負かされているのではありません。彼らは、看護基礎教育で培った「期待や理想」を失ってはいません。学生から新卒看護師への移行期に直面する「現実」を直視しているのです。そして、「現実」に少し妥協して本来の力を磨き、本来のケアを実践することができるようウォーミングアップをしているときのためいが口ぐせになっていると考えられます。これが新型「リアリティショック対処法」です。

現代の新卒看護師が、まず「『業務』をしているが『ケア』をしていない」フェーズを体験し、次に「『業務』を『ケア』と統合する」という次のフェーズに進むことが、健全な適応のステップであるといえます。

一方で、「『業務』はしているが『ケア』をしていない」という言説が指摘する、現場の課題に対峙することの重要性を、われわれは自覚しなければなりません。

しかしながら、このような事態も起こっています。若手ではない中堅看護師からも「『業務』はしているが『ケア』をしていない」という発言が聞かれることです。看護管理者の多くは「この発言は中堅以上からは聞かれない」と言いますが、むしろ「言わなくなった」のだと思います。自分たちが求められているのは時間通りに「業務」を終えることであると察し、それに徹しているからだと思います。現代の働き方改革が、時間的なもののみを追求し、質的担保を怠っているのではないかという痛烈な指摘であるとも考えられます。

一例を挙げると、最近、患者は看護師を名前で呼ばなくなりました。皆、「看護師さん」と呼びます。筆者の一人の個人的な経験ですが、両親の自宅に訪問して来られる訪問看護師のことを妹は、「〇〇さん」と名前で呼びます。母の病状が悪くなり一時入院した際、妹はその病棟の看護師を「〇〇さん」と名前では呼ばず、「看護師さん」と呼んでいました（受け持ち看護師だと自己紹介されていたにもかかわらず、です）。もっと言うと、怖そうな印象から、その病棟の看護師のことを師長だと退院時まで勘違いしていたのは笑い話です。

若手看護師が「『業務』はしているが『ケア』をしていない」という認識は、単に若手看護師の未熟性だけでなく、ロールモデルとしての先輩看護師や看護管理者、さらに医療政策や医療制度がもたらす、現代医療と看護に対するアラートなのかもしれません。

引用文献

1　一般社団法人日本看護管理学会学術推進委員会編：看護管理用語集 第2版、二三二頁、日本看護協会出版会、二〇一六.

モチベーション［4件］

49	対象者の不安が解消して前向きになられたとき。
54	患者さんのペースや状況に応じた支援をした結果、患者からポジティブな反応が得られた場合。
56	患者さんが治療の目標を持てたとき。
124	患者さんとの信頼関係が構築され、前向きに生きようとされているとき。

成果・評価［3件］

46	よい成果が得られたとき。
47	納得がいったであろう評価がでたとき。
133	成果が出たとき。

その他［2件］

3	正確に指示にのっとり時間通りに1日が経過したとき。
27	毎回ベストが何かを考えるので、今は感じません。

98	対象の成功体験につなげられ、学生自身の笑顔が見られたとき。学習姿勢に変容があったとき。
135	指導した後に理解を得た返答があり、実際に行動として見えたとき。

患者との距離・共感［6件］

36	患者さんの思いを聴いている際に患者さんが涙を流されたとき。「最期に話せてよかった、すっきりした」と話してくださったとき。体位ドレナージなど肺ケアを行ったあとに呼吸状態が改善したとき。受け持ち患者さんが亡くなったとき、亡くなった場面に立ち合い、患者さんの家族から「やっぱり最期も〇〇さんでしたね」と自分の名前を言ってもらえたとき。
38	個別性を重視し、その人らしい看護提供ができたとき。
92	感情を揺さぶられたとき。
101	患者さんのニーズを満たすため、患者さんと看護師が一体と感じた場面。
102	患者さんとの距離感が近くに感じたとき。
132	患者さんの求めるケアを提供できたとき。例えば、食事介助（全介助）時、姿勢、食品の選択、口腔へ運ぶスピードといった一連の動作を、患者さんが言わなくても合わせることができ、患者の満足する摂取量が得られたとき。

時間的なゆとり［5件］

2	時間と自分の気持ちに余裕がある中で患者さんや家族と接するときや普段できないケアができたとき。
13	ゆっくり対応できたとき。
33	一人ひとりに寄り添った看護。患者さんの思いをゆっくり聴けるとき。
120	自身に時間の余裕があるとき。
152	患者さんや家族とじっくり時間を取りゆっくり話せたり、決まっている業務（ケア）の他にプラスアルファのケアができたりしたとき。

直接ケア［4件］

99	日勤の介護職員がいて、看護業務のみができる日にあたるとき。気になる入居者さんに関われたとき。
126	フットケアを実践して、患者さんに喜ばれたとき。
148	ケアをしたことで患者さんがリフレッシュされたとの返答があったとき。数日〜一カ月洗髪されていない患者さんを洗髪できたとき。
151	清拭だけでなく洗髪や足浴、手浴などを実施できたとき。

134	患者さんが安心して過ごしているとき。また、職員もしっかり対応できたとき。
136	「入院中は皆さん忙しそうで気にかけてもらえなかった」と、（退院後の）清潔ケアの際に患者さんに言われたとき。
138	ケアによって、患者さんの表情や言動に変化が出たとき。
142	患者さんの快刺激となるケア、安寧な会話の時間が取れたとき。
143	患者さんが抱える疑問や不安感を医療従事者に伝え、そのような疑問や不安感が払拭され、安心感を得て帰途に着くことができたとき。

傾聴・コミュニケーション［8件］

1	患者さんとコミュニケーションがとれ、看護技術がうまく提供できたとき。
5	患者さんの話の傾聴や思いに沿った関わり、ベッドサイドでのケア・清潔援助などができ、患者さんがうれしそうにしたとき。
29	患者さんに清拭などの直接的なケアを行いながら、思いを聴くことができる時間が取れたとき。
30	入所者さんとレクリエーションや会話ができ、コミュニケーションがとれるとき。
55	患者さんの訴えを傾聴し、職員の満足ではなく、患者さん目線でケアができたとき。
72	患者さんやご家族としっかりコミュニケーションがとれ、希望に沿えたとき。
106	患者さんや家族ときちんと向き合えたとき。
118	認知症患者さんやご家族への説明、コミュニケーションによって、診察や検査がスムーズに行え、安心してもらったとき。

管理・組織・教育［7件］

20	スタッフの意見（朝礼スピーチなど）。回復過程に沿ってケアの手応えを実感したとき。感謝の言葉を得たとき。医師およびチームで発言できたとき。後輩の成長を実感したとき。
37	どの看護師も、患者の介護度に合わせて同じように必要なケアができているとき。
60	引き継ぎがうまくいったとき。
69	スタッフがうれしそうにケアの話をしたとき。
73	患者さんや家族が望むことをサポートできたとき。患者さん、学生からの評価において自由記述欄に「〇〇のおかげでこうなった」「〇〇をさらに学ぼうと思った」などの回答があったとき。

130	患者さんの求めたタイミングで対応ができ、患者の笑顔が見られたり、「不快がなくなった」や「不安が軽減した」などの反応が見られたり、発言が聞かれたとき。
149	手術後の酸素マスクで口内の乾燥がつらいときに、濡れガーゼで口内を保湿した。緊急度は高くないが、そのときの安静度や状態に合わせて、患者さんの苦痛を軽減できた。

患者の回復［13件］

24	対象者さんの元の状況によりますが、「自分で何とかやっています」とすっかり自己管理能力がある状態で対象者と再会したとき。乳児訪問からの数年後、健診直後の受診勧奨から数年後など、渦中では葛藤場面だったケースの場合はよりその思いをありがたく受け取ります。元気を補給してもらえる心境です。
25	患者さんがよくなっていく過程を見たとき。また、家族が看取りの時間を過ごせたとき。
26	DPC 期間内で患者さんが退院できたとき。ケア継続により、目に見えて状態がよくなったとき。患者さんから「ありがとう」と言ってもらえたとき。
40	患者さんが予定通り、スムーズに治療を受けられ回復できたこと。
41	患者さんが目標としていた状態になったことを共有できたとき。
48	患者さんの回復が早まり、希望に沿った生き方ができたと感じたとき。
59	口腔から全身ケアまで毎日、一人ひとりに向き合え、褥瘡や全身状態が改善されたとき。
87	患者の回復力を促進するようなケアができたとき。
100	患者さんが早く帰れるようになったとき。
112	患者さんがよい方向に向かっているとき。
115	患者さんの状態がよくなり、心理面でもよい傾向がみられたとき。
147	本人家族の状態や状況がよい方向に向かったとき。
153	患者の症状改善がなされたとき。

患者の安楽・満足［10件］

21	患者さんの苦痛が緩和でき、家族との時間が安楽に過ごせているとき。
51	患者さんから安楽な訴えを聴取したとき。
66	患者さんが落ち着いているとき。
111	精神的安定が図れたとき。
123	利用者さんが満足と感じてくださったとき。

145	患者さんの思いに寄り添えたとき。安心した表情や言葉があったとき。
146	患者さんの意思決定支援を行い、患者さんが満足するケアを行うことができたとき。
150	なかなか思いを表出できなかった患者さんが、ぽつぽつと思いを打ち明けてくれて、患者さんの大切にしたい事柄 (家族と過ごしたいから在宅へ移行したい／積極的な治療はやめて終末期病棟に移動したい／セカンドオピニオンを受診したいなど) を知り、治療方針に反映できたとき。手術前後の回復を患者さん自身が実感して、その後の生活への活力に満ちあふれたよい顔を見ることができたとき。

迅速で適切な対応［13件］

19	患者さんの訴えに即時に対応することができ、しっかりと対話を重ねた上で必要なケアと判断して実施できたとき。
22	患者さんや家族にとって必要なケアが行えたとき（自力でできない日常生活ケアの実施や適切な退院調整など）。
45	手間や労力に関係なく、対象のために考えて行動したとき。

77	患者さんの望む医療や看護をチームみんなで合意を得て進めることができたとき。看護師の細やかな観察やアセスメントで、患者さんの病状悪化を防ぐことができたとき。
83	必要なケアがタイムリーにできたとき。
84	患者さんに応じたケアがタイムリーにできたとき。
97	利用者さんのフィジカルアセスメントをして、その状態に合わせたケアを手順書に従って行いつつ、応用したり判断したりした上でケアができたときに、利用者さんやそのご家族から心のこもった言葉をいただけた場合。
108	患者さんが求めるケアを先手を打って実施できたとき。患者さん、家族が満足していただけたケアができたとき。
110	患者さんの声が聞け、欲求に基づき支援できたとき。
127	患者さんの状態に沿ったアセスメントができ、それと患者さんのニーズを考えて看護実践ができたとき。
129	まず基本としては急性期病院の看護として、身体のアセスメントが適切になされ、生命にかかわるリスクを回避できたとき。そして、対象一人ひとりの意思に沿った療養を送ることへの援助ができたとき。

意思決定支援・ニーズの充足［27件］

8	患者さんや家族のニーズに寄り添えたとき。
11	対象の意思が尊重されたケア、健康の回復やセルフケアの自立、苦痛の緩和。
14	患者さんの意向に沿った看護ケアが実施でき、患者さんからよい反応が得られたとき。
15	患者さんや家族の意向や反応を聞いたり感じたりして、ケアに反映できたとき。
16	対象者が納得したとき。
17	患者さんの個別ニーズに対応できるよう多職種連携が取れたとき。
23	ニーズ把握ができ、患者さんの思いに沿ったケアが十分にでき、今後に生かすことができたとき。
52	治療を進め、患者さんの思いを反映できたとき。
53	患者さんが安心した表情になったり、頼りにされているという感覚を感じたりしたとき。何か意思決定するときに相談されたり、意見を聞きたいと言われたりしたとき。
57	患者さんの今とこれからを一緒に考えて話ができたり、必要な療養生活を支援できたとき。
58	ケア介入することで苦痛が改善したとき。
63	患者さんの意向が叶ったとき。
64	伴走支援ができたとき。
67	患者さんや家族と今後の治療や意思決定について十分に話し合いができたときなど。
70	患者さんのニーズと自分の満足度がマッチしたとき。
71	その患者さんにとって本当に必要だと思える看護が実践できたとき。
79	本人の意向や価値観に沿って看護ケアを提供し、本人の満足感や納得感が得られたとき。
80	患者さんの健康度がアップしたとき。思いに沿った調整ができたとき。
91	希望される看取りが個別に実現でき、遺されたご家族からもよかったと伝えられたとき。
94	患者家族の意思決定を診療に反映できるよう多職種と調整し、実現できたとき。患者さんの状態変化の兆候を見逃さず、急変の回避ができたとき。
122	看護師のサポートが必要と感じたケアを患者さんに確認し、患者さんも望まれて看護提供を行い、その結果患者さんの状況がよい方向に向かっていると感じられたとき。
125	患者さんの思いや要望に応えたとき。
140	患者さん・家族の意思尊重ができたとき。
141	患者さんの要望に応じられたとき。

85	患者さんから「ありがとう」と言われたとき。
86	患者さん・家族からありがとうと言われたときや患者さんが回復したとき。
88	利用者さんやご家族が求めていたことと（ケアが）合致して、とても喜んでもらえたとき。
89	患者さんや家族からプラスの言葉をいただいたとき。自己と患者の目標が共有でき、達成できたとき。
90	患者さんから「ありがとう」と言ってもらえたとき。
93	患者さんから満足・安心した表情や言葉が返ってきたとき。
95	「安心できた」「わかった」「ありがとう」などと言われたとき。退院していくときの表情が豊かになっているとき。
96	患者さんからお礼を言われたとき。
103	患者さんが「ありがとう」と言ってくださったとき。自分のケアによって、病状を改善できたとき。
104	臨床で働いていた時に「今日の担当はあなたでよかった」と患者さんから言われたとき。患者さんがお亡くなりになった際、家族の方から「親族の最期（に寄り添ってくれたの）があなたでよかった」と言っていただいたとき。救命センターで「救命は困難」と思った患者さんが一命を取り留め転院していったときなど。

105	利用者さんの笑顔を見られること。スタッフも笑顔でケアしているので私も笑顔になれるとき。
107	患者さんやご家族からの言葉や地域の皆様からの評価がよかったとき。
109	患者さんから感謝の言葉をもらったとき。
113	相手から感謝を述べられること。
114	患者さんが喜んでくれたとき。計画通り充実したケアができたとき。
116	患者さんの機能が回復し、患者さん・家族の目標に近づくことができて感謝されたとき。
117	対象者の笑顔が見られたとき。
119	どんな退院であれ、退院時に「この病院でよかった」と言ってもらえたとき。
121	利用者や家族から笑顔が見られたとき。
128	患者の笑顔と自己の達成感が得られたとき。
131	患者さんや家族に「ありがとう」と言われたとき。
137	入居者さんやご家族から感謝の言葉をもらったとき。
139	患者さんから「ありがとう」と聞いたり、いい笑顔を見られたりしたとき。
144	利用者さんの笑顔が見られた時。

Q9.　あなたが「よいケアができた」と感じるのはどんな場面ですか。(自由記述)
(※番号は回答受付順。回答締め切り後、編集部にて各カテゴリへの分類を行った)

患者からの感謝・笑顔［51件］

4	患者さんの笑顔が見られるとき。
6	利用者さんの満足した表情が見られたとき。
7	患者さんが笑顔などの表情で過ごせているとき。
9	患者さんや家族から感謝の言葉をもらったとき。患者さんの身体や身の回りがきれいであるとき。
10	患者さんや家族から感謝の言葉をいただいたとき。
12	患者さんやご家族から「安心して治療ができる」と言われたとき。
18	患者さんやご家族に「よかった」と感じてもらえること。
28	患者さんが笑顔で感謝してくれたとき。
31	お客様のペースで、お客様が安心できたような言動をいただいたとき。
32	患者さんが笑顔で感謝の意を表出して退院していったとき。
34	笑顔を引き出せたとき。明るくなるような表情や言動が確認できたとき。
35	患者さんから「ありがとう」と言っていただけたときや笑顔が見られたとき。
39	患者さんに丁寧なケアができたとき。患者さんの反応に笑顔があったとき。
42	利用者さんの笑顔が見られたとき。
43	患者さんが「今日はよかった」と話してくれたり、安堵の表情を浮かべたりしているとき。
44	患者さんから感謝の言葉をもらったとき。
50	利用者さんのケア中の笑顔、ありがとうという言葉。
61	患者さんの笑顔を見たとき。
62	ケアをして喜んでもらえたとき。
65	今は現場から離れているが、「嬉しい」「ありがとう」と言われたとき。
68	対象者が笑顔になったとき。
74	患者さんの反応がよかったとき。
75	患者さんに喜んでもらったり、身体的に改善が見られたりしたとき。
76	患者さんの笑顔を見たとき。
78	患者さんから感謝されたとき。
81	患者さんから「ありがとう」と言ってもらえたとき。
82	患者さんから満足の声が得られたとき。

Q8. Q6で「はい」を選択した方にお伺いします。**「業務が忙しくてケアができない」と言っていた方が、そう感じた要因は何だと考えられますか。以下のなかからあてはまるもの【上位3つ】を選択してください。**

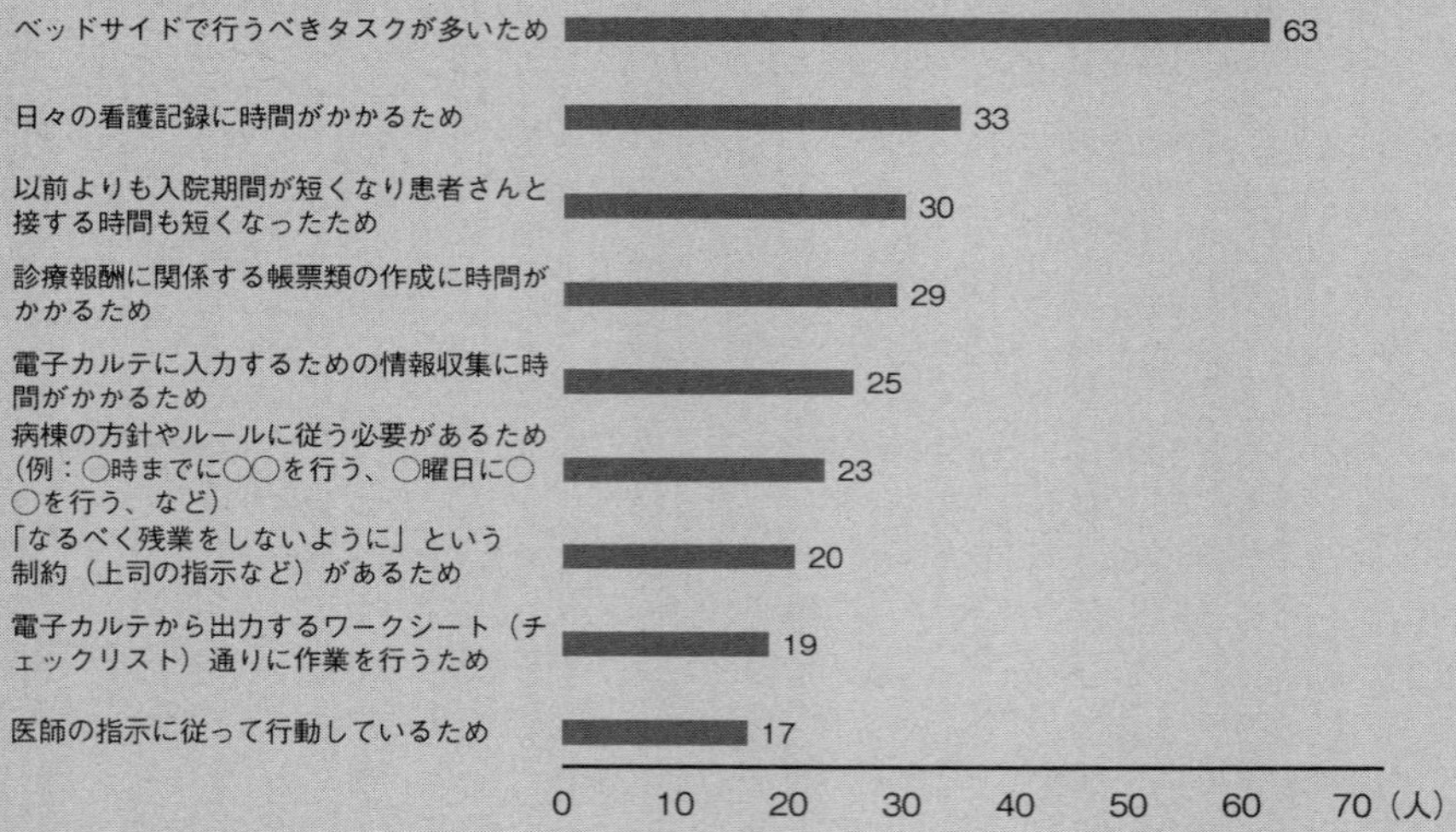

Q6. Q4 で「いいえ」を選択した方にお伺いします。**あなたの周りで、「業務が忙しくてケアができない」という声を聞いたことはありますか。**(「はい」の場合は Q7-8、「いいえ」の場合は Q9 に進んでください)

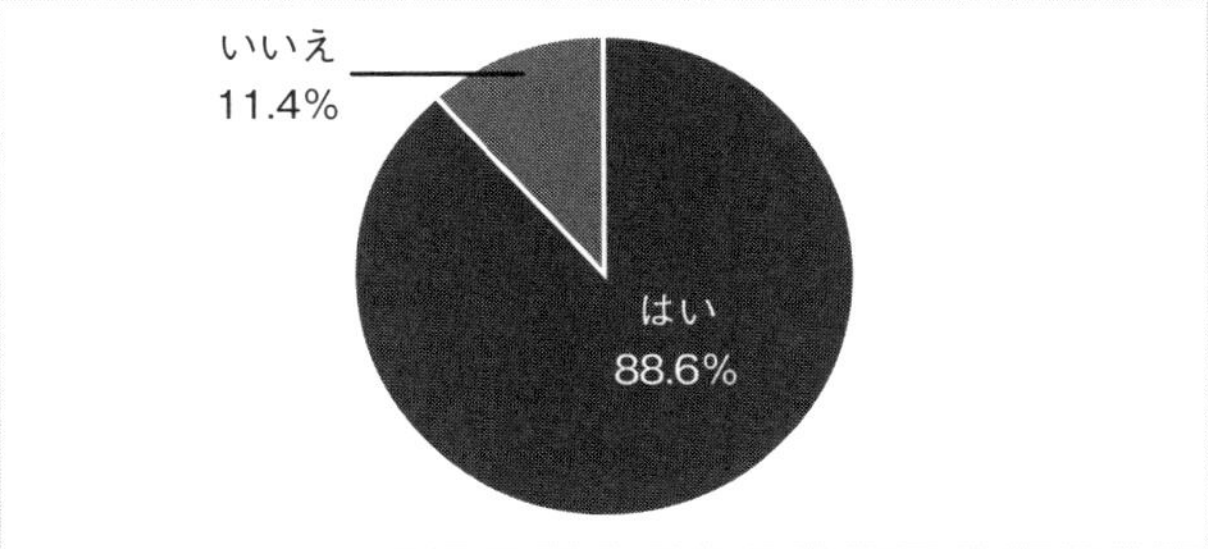

Q7. Q6 で「はい」を選択した方にお伺いします。**「業務が忙しくてケアができない」と言っていた方の看護経験年数は何年ですか。**(1 つ選択)

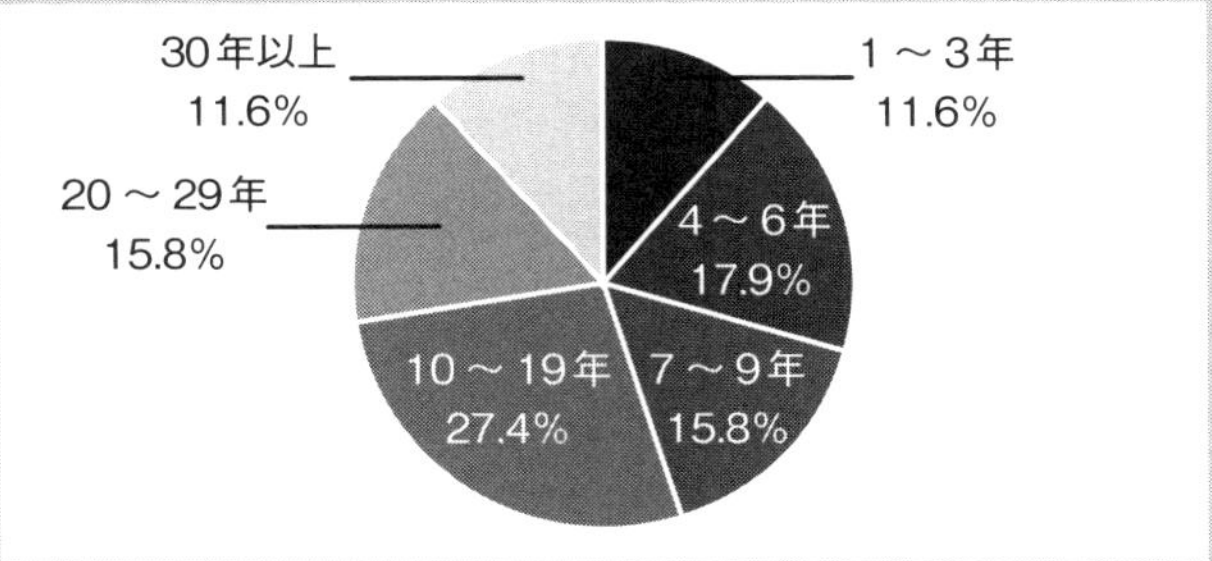

Q4.　現在の立場で勤務するなかで、あなたは「業務が忙しくてケアができない」と感じたことはありますか。（「はい」の場合はQ5、「いいえ」の場合はQ6に進んでください）

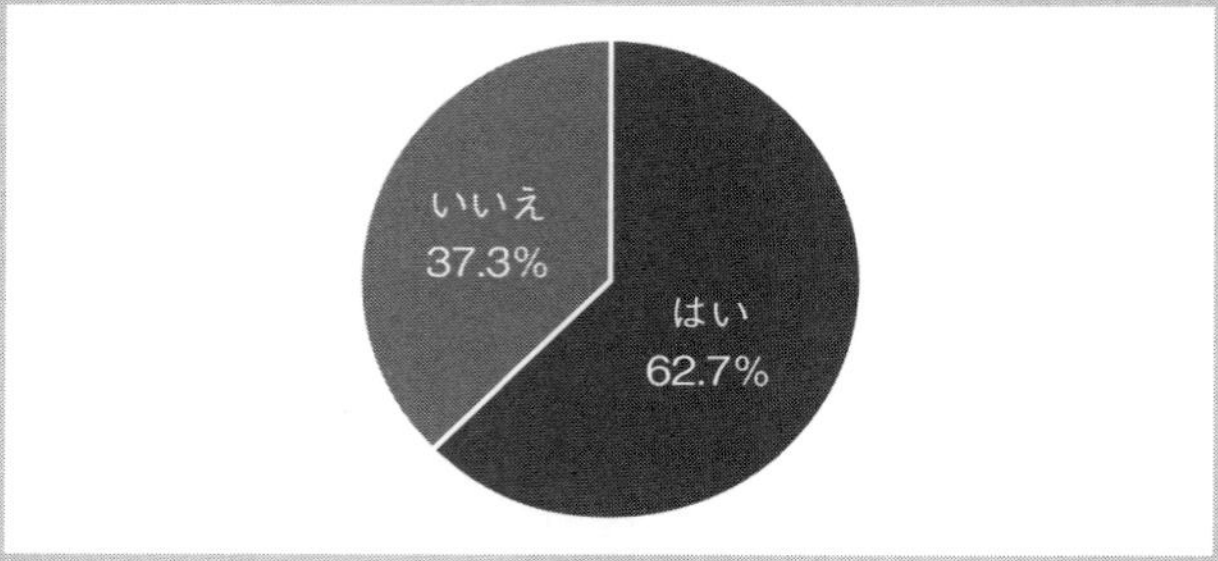

Q5.　Q4で「はい」を選択した方にお伺いします。**「業務が忙しくてケアができない」と感じた要因は何ですか。以下のなかからあてはまるもの【上位3つ】を選択してください。**

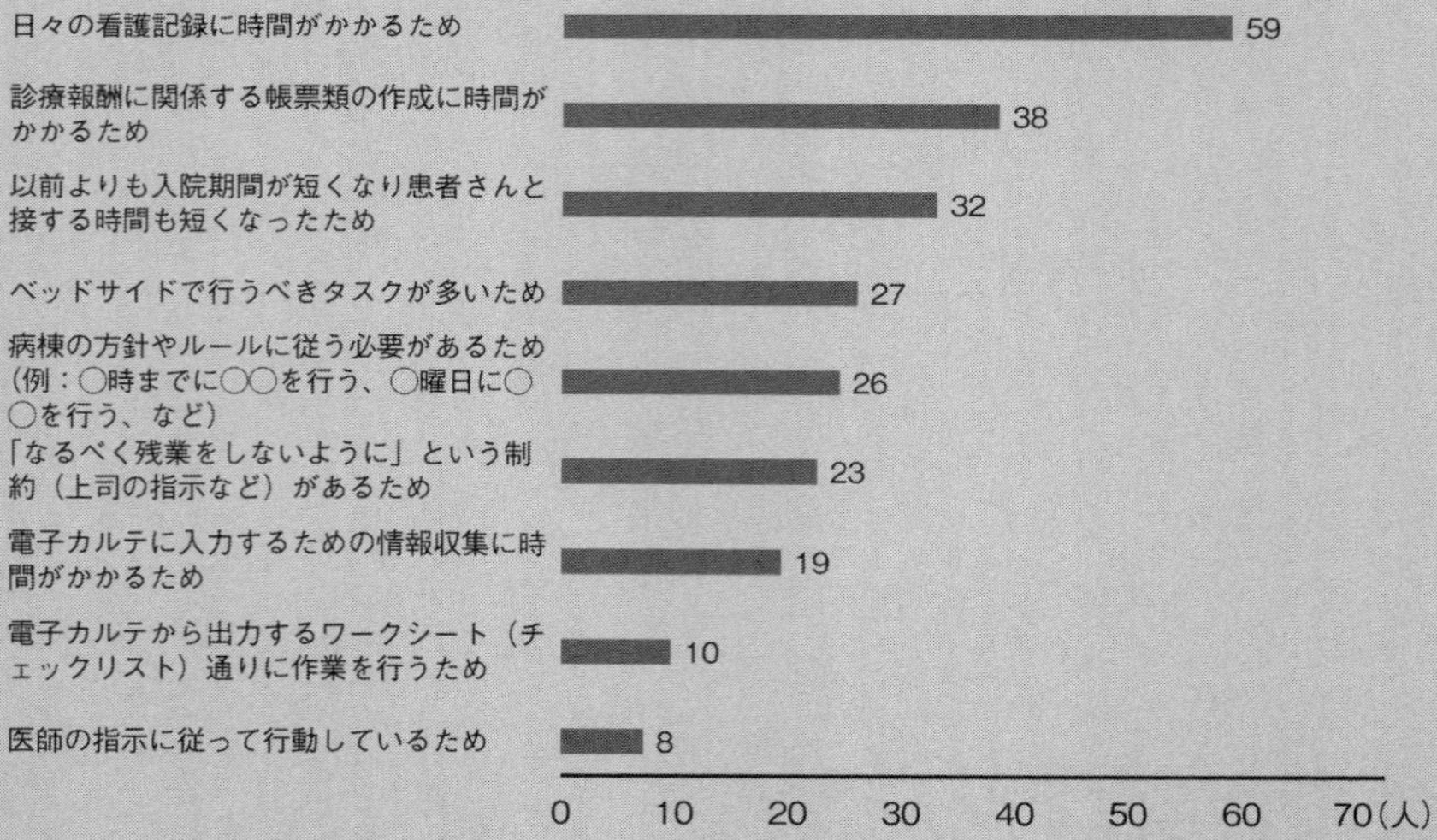

■回答

Q1.　所属する施設の種類をお選びください。(1つ選択)

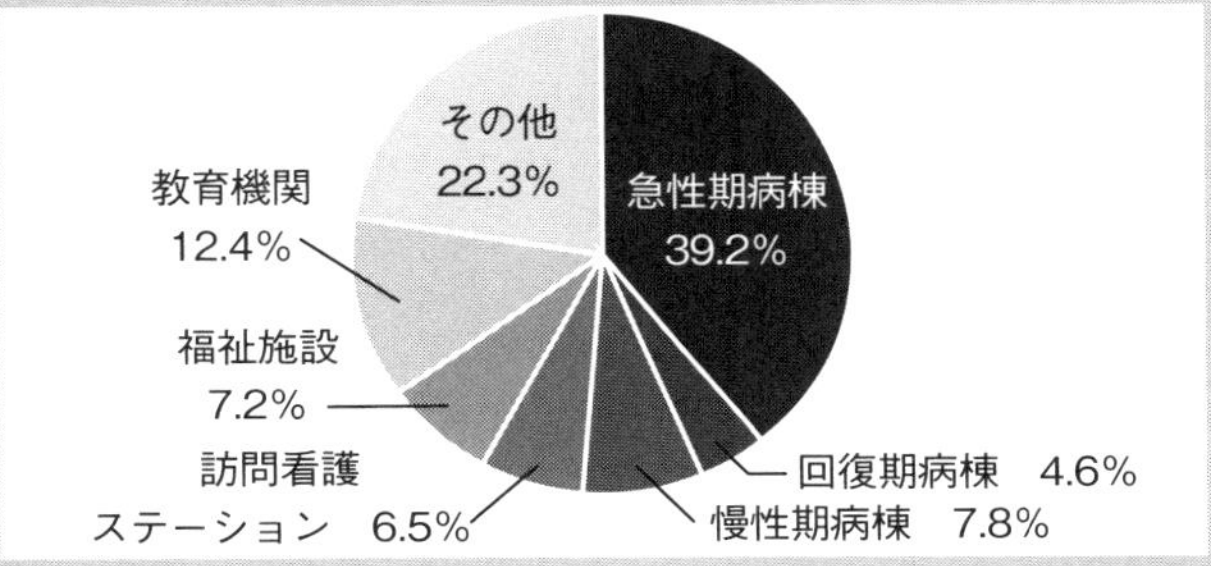

Q2.　現在の立場としてもっとも近いものをお選びください。
(1つ選択)

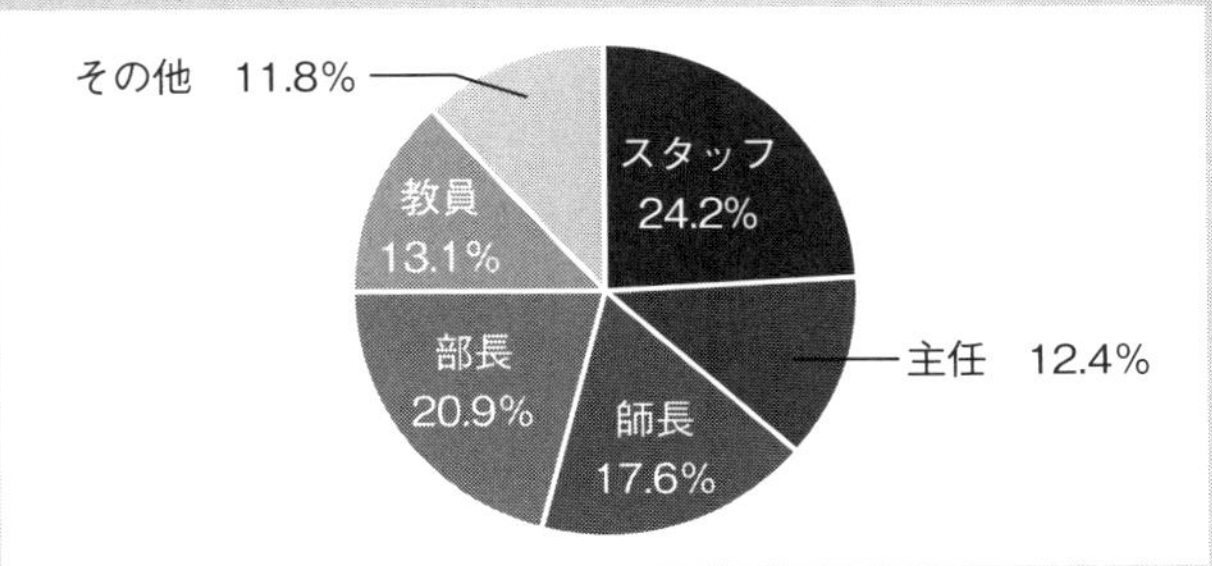

Q3.　看護職としての経験年数をお選びください。(1つ選択)

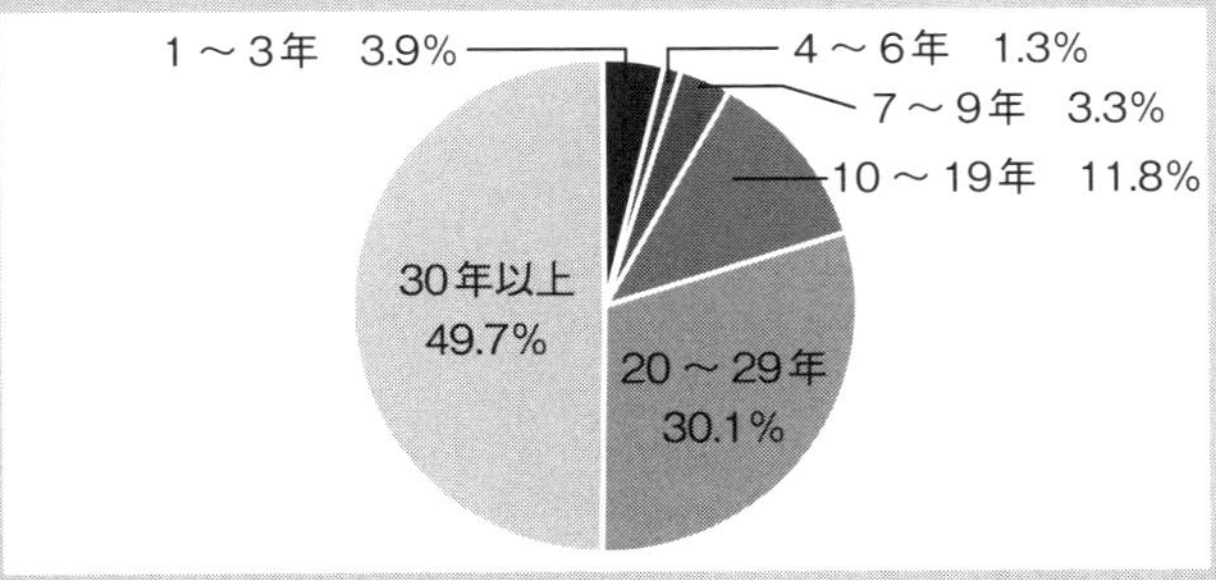

・以前よりも入院期間が短くなり、患者さんと接する時間も短くなったため
・ベッドサイドで行うべきタスクが多いため
・医師の指示に従って行動しているため

Q6. Q4で「いいえ」を選択した方にお伺いします。**あなたの周りで、「業務が忙しくてケアができない」という声を聞いたことはありますか。**（「はい」の場合はQ7-8、「いいえ」の場合はQ9に進んでください）
　はい／いいえ

Q7. Q6で「はい」を選択した方にお伺いします。**「業務が忙しくてケアができない」と言っていた方の看護経験年数は何年ですか。**（1つ選択）
　1～3年／4～6年／7～9年／10～19年／20～29年／30年以上

Q8. Q6で「はい」を選択した方にお伺いします。**「業務が忙しくてケアができない」と言っていた方が、そう感じた要因は何だと考えられますか。以下のなかからあてはまるもの【上位3つ】を選択してください。**
・日々の看護記録に時間がかかるため
・電子カルテに入力するための情報収集に時間がかかるため
・電子カルテから出力するワークシート（チェックリスト）通りに作業を行うため
・診療報酬に関係する帳票類の作成に時間がかかるため
・「なるべく残業をしないように」という制約（上司の指示など）があるため
・病棟の方針やルールに従う必要があるため（例：○時までに○○を行う、○曜日に○○を行う、など）
・以前よりも入院期間が短くなり、患者さんと接する時間も短くなったため
・ベッドサイドで行うべきタスクが多いため
・医師の指示に従って行動しているため

Q9. **あなたが「よいケアができた」と感じるのはどんな場面ですか。**（自由記述）

巻末資料

アンケート調査結果

株式会社日本看護協会出版会のメールインフォメーション登録者（看護職約7,000名）を対象に、看護をめぐる「業務」と「ケア」に関するアンケート調査を実施した。実施期間は2024年4月22日（月）〜5月1日（土）。回答数は153件。

■設問

Q1.　**所属する施設の種類をお選びください。**（1つ選択）

急性期病棟／回復期病棟／慢性期病棟／訪問看護ステーション／福祉施設／教育機関／その他

Q2.　**現在の立場としてもっとも近いものをお選びください。**（1つ選択）

スタッフ／主任／師長／部長／教員／その他

Q3.　**看護職としての経験年数をお選びください。**（1つ選択）

1〜3年／4〜6年／7〜9年／10〜19年／20〜29年／30年以上

Q4.　**現在の立場で勤務するなかで、あなたは「業務が忙しくてケアができない」と感じたことはありますか。**（「はい」の場合はQ5、「いいえ」の場合はQ6に進んでください）

はい／いいえ

Q5.　Q4で「はい」を選択した方にお伺いします。**「業務が忙しくてケアができない」と感じた要因は何ですか。以下のなかからあてはまるもの【上位3つ】を選択してください。**

- 日々の看護記録に時間がかかるため
- 電子カルテに入力するための情報収集に時間がかかるため
- 電子カルテから出力するワークシート（チェックリスト）通りに作業を行うため
- 診療報酬に関係する帳票類の作成に時間がかかるため
- 「なるべく残業をしないように」という制約（上司の指示など）があるため
- 病棟の方針やルールに従う必要があるため（例：○時までに○○を行う、○曜日に○○を行う、など）

「Nursing Todayブックレット」の発刊にあたって

日々膨大な量の情報に曝されている私たちにとって、一体何が重要でどれが正しく適切なのかを見極めることがますます難しくなってきています。

そこで弊社では、看護やケアをめぐりいま社会で何が起きつつあるのか、各編集者のさまざまな問題意識（＝テーマ）を幅広くかつ簡潔に発信していく新しい媒体、「Nursing Todayブックレット」を企画しました。

あえてウェブでもなく、雑誌でもなく、ワンテーマだけの解説を小冊子にまとめる手段を通して、医療と社会の間に広がる多様な課題について読者の皆さまと情報を共有し、ともに考えていくための新たな視点を提案していきます。

（二〇一九年六月）

●

本書についてのご意見・ご感想、著者へのメッセージ、「Nursing Todayブックレット」で取り上げてほしいテーマなどを編集部までお寄せください。https://jnapcdc.com/BLT/m/

Nursing Todayブックレット・23

看護《かんご》をめぐる「業務《ぎょうむ》」と「ケア」
――「業務《ぎょうむ》はしているがケアをしていない」を分析《ぶんせき》する。

二〇二四年一〇月二五日　第一版　第一刷発行
二〇二五年四月一日　　第一版　第二刷発行
〈検印省略〉

執　筆　井部俊子《いべとしこ》・宇都宮明美《うつのみやあけみ》・梅田　恵《うめだめぐみ》

発　行　株式会社　日本看護協会出版会
〒一五〇-〇〇〇一　東京都渋谷区神宮前五-八-二
日本看護協会ビル四階
〈注文・問合せ／書店窓口〉
電　話：〇四三六-二三-三二七一
ＦＡＸ：〇四三六-二三-三二七二
〈編集〉電　話：〇三-五三一九-七一七一
〈ウェブサイト〉https://www.jnapc.co.jp

デザイン　Nursing Todayブックレット編集部

印　刷　日本ハイコム株式会社

ISBN978-4-8180-2904-0

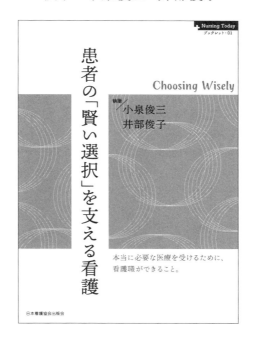

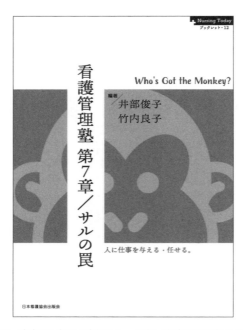